Table des matières

INTRODUCTION 12

CHAPITRE UN 13

Qu'est-ce que le TDAH ? 13

Quels sont les types ? 15

Plutôt inattentif.. 15

ture prédominante hurérastive-impulsive...................... 15

Combiné hyperactif-impulsif et inattentif..................... 16

Quels sont les symptômes ? 16

Comportement centré sur soi 16

Interrompre 17

Des problèmes attendent leur tour 17

Trouble émotionnel.. 17

S'agiter 17

Problèmes en jouant correctement 18

Tâches inachevées... 18

Manque de concentration.. 18

Éviter les tâches nécessitant un effort mental prolongé 18

Erreurs... 19

Даудреаming.. 19

Problème d'organisation.. 19

L'oubli 20

Sommes dans plusieurs contextes 20

Quels symptômes les enfants ressentent-ils en vieillissant ? 20
Qu'est-ce qui cause le TDAH ? 21
TDA et TDAH, quelle est la différence ? 22
Test et diagnostic du TDAH 23
Quels sont les suppléments naturels pour le TDAH ? 24
    Huile de poisson (1 000 milligrammes par jour) 24
    Complexe B (50 milligrammes par jour) 25
    Zins 26
    L'Iran 27
    Magnésium 27
    Probiotiques (25 à 50 milliards d'unités par jour) 29
    GABA (250 milligrammes deux fois par jour) 29
Combien de temps faut-il pour que les suppléments fonctionnent avec le TDAH ? 30
Quelles vitamines et quels suppléments améliorent les symptômes du TDAH ? 30
Comment la nutrition et les suppléments aident-ils le TDAH ? 31
Quand dois-je prendre des suppléments pour le TDAH ?. 31
Quels sont les meilleurs suppléments pour le TDAH adulte ? 31
Quels suppléments dois-je prendre si je prends des médicaments pour le TDAH ? 32
Quelles sont les huiles essentielles pour le TDAH ? 32

Quels sont les meilleurs aliments pour le TDAH ? 33
   Aliments non transformés, sans additif 33
   Aliments riches en vitamines B 33
   la volaille 34
   Prendre le petit déjeuner 35
   Saumon sauvage 35

Quels sont les aliments TDAH à éviter ? 35
   Sucre 35
   Gluten 36
   Quartier conventionnel 36
   Coloration des aliments et cotisations 36
   Café 37
   Nitrite 38
   Édulcorants artificiels 38
   soja 38
   Sensibilités alimentaires personnelles/allergènes 39

Quels sont les changements de style de vie pour les enfants atteints de TDAH ? 39
   Montrez de l'intérêt (et demandez-le) 39
   Offrir des opportunités de succès 40
   Exercice physique régulier et temps de jeu en plein air 40
   Créer un système organisationnel adapté aux enfants ... 41
   Apprenez à votre enfant à cuisiner 41

Établir des modèles de sommeil sains 42

Éviter de respirer par la bouche 42

Pourquoi les enfants pourraient-ils respirer par la bouche plutôt que par le nez ? 43

Quels sont les changements de style de vie pour les adultes atteints de TDAH ? 44

Créez un système organisationnel qui fonctionne pour vous 44

Utilisez la technologie à votre avantage 44

Exercer 44

Obtenez plus de sommeil 45

Le TDAH est-il un handicap ? 46

Suis-je susceptible d'avoir une dépression si j'ai le TDAH ? 47

Quels sont les conseils pour s'endormir avec le TDAH ? . 48

Observation sensorielle 49

Toucher l'herbe à la main au soleil 49

Pour qui le Yoga est -il idéal ? 51

Nutrition 53

Viser à maintenir la glycémie stable 53

Éviter certains ingrédients et additifs 54

Consommez beaucoup de protéines 55

Identifier les intolérances alimentaires 56

En particulier 57

Energetis Plau 58

Dormir 59

CHAPITRE DEUX 59

Traitement alternatif du TDAH 59

Thérapie comportementale 59

Safran 60

Café 61

Biofeedback 61

Mélatonine 62

Herbes 62

Faire des choix dans le traitement du TDAH 62

Qu'en est-il des suppléments à base de plantes ? 63

Thé aux herbes 63

Recettes de tisanes 64

Ginkgo Biloba 66

Brahmi 67

Gotu Kola 68

Avoine verte 69

Ginseng 70

Extrait d'écorce de pin 70

Chardon Marie (Avena straitiva) 71

Mélisse (bureau Meliz) 72

Recettes TDAH 73

pesto	73
Chou-fleur aigre	74
Srinash, Peash Et Pesan	76
Haricots verts à l'ail	77
Bouillie de millet de noix de coco aux framboises	78
Sour de betterave réfrigérée	79
Crème au beurre à l'ail	80
Champignon Portobello Grillé	81
Choux de Bruxelles rôtis	83
Rôti de porc à la mijoteuse avec sauce aux pommes	84
Tzatziki	86
Soja aux asperges	88
CONCLUSION	89

principalement hyperactif-impulsif **Error! Bookmark not defined.**hyperactif-impulsif et inattentif combiné 16

INTRODUCTION

Les remèdes naturels sont des traitements qui n'impliquent pas une ordonnance de votre médecin. Les gens utilisent des remèdes naturels pour résoudre leurs problèmes de santé depuis des millénaires. Ils sont maintenant généralement appelés médecine complémentaire et alternative (CAM) et impliquent généralement des stratégies nutritionnelles, des suppléments et la vie. le style change. Des médicaments peuvent être nécessaires pour traiter le TDAH, mais des traitements naturels complémentaires et alternatifs peuvent également être utiles pour soulager les symptômes du TDAH. Pour le TDAH, il peut être utile d'inclure une combinaison des deux, afin de trouver le moyen le plus efficace de traiter et de gérer les symptômes. Ces remèdes naturels contre le TDAH peuvent être utilisés à la place ou en combinaison avec des médicaments prescrits par un médecin. Consultez un fournisseur de soins de santé avant d'essayer un traitement alternatif. Ce guide traite de certains des remèdes naturels pour le TDAH qui peuvent être utiles, y compris les stratégies nutritionnelles, les suppléments et la vie le style change.

CHAPITRE UN

Qu'est-ce que le TDAH ?

Le TDAH est plus qu'un simple texte sur la courte durée d'attention de quelqu'un. Il est plus difficile de se concentrer et d'accomplir des tâches sur un calendrier - quelque chose que la plupart d'entre nous doivent faire tous les jours au travail ou à l'école - ce qui rend pas difficile d'être productif. Cela peut aussi vous rendre oublieux, moins bon pour l'organisation et enclin à perdre des choses. Chez les enfants, il peut en résulter une agitation constante, des déplacements ou un comportement que d'autres pourraient interpréter comme du rowdu (c'est-à-dire l'enfant qui semble (c'est-à-dire que "l'heure de ruzzle" est une bonne chose pour WWE Smas kDown) . Chez les adultes, le TDAH provoque de l'impatience et de l'agitation, ce qui rend la concentration difficile. Parfois, un adulte atteint de TDAH peut être décrit comme "conduit par un moteur" (en mouvement constant ou en mouvement). Les adultes atteints de TDAH peuvent également être des taraudeurs fréquents des mains et des pieds qui réussissent à démarrer des projets mais qui ont du mal à les terminer. Alors que des médicaments comme Adderall peuvent aider à réduire ces symptômes, certaines personnes pourraient ne pas aimer la façon dont leur corps me repose décision. Ces médicaments peuvent avoir des effets secondaires tels que des sautes d'humeur, des problèmes de sommeil et une perte d'appétit. Si vous êtes préoccupé par les effets secondaires, parlez-en à votre médecin. Et ne vous inquiétez pas, il existe d'autres options auxquelles vous pouvez faire confiance.

Quels sont les types ?

Pour rendre le diagnostic du TDAH plus cohérent, l'APA a classé la condition en trois catégories, ou tures. Ces types sont principalement inattentifs, redominants, hurérastivistes et une combinaison des deux.

Plutôt inattentif

Comme son nom l'indique, les personnes atteintes de ce type de TDAH ont des difficultés extrêmes à poursuivre, à terminer des tâches et à suivre les instructions s. Les experts pensent également que les hommes atteints du type inattentif de TDAH ne reçoivent pas un mauvais diagnostic car ils n'ont pas tendance à déranger la pièce. Ceci est plus fréquent chez les filles atteintes de TDAH.

ture prédominante hurérastive-impulsive

Les personnes atteintes de cette forme de TDAH montrent principalement un comportement hyperactif et impulsif. Cela peut inclure le fait de s'agiter, d'interrompre les gens pendant qu'ils parlent et de ne pas pouvoir attendre leur tour. Bien que l'inattention soit moins préoccupante avec cette nature de TDAH, les personnes atteintes de TDAH principalement hyperactif-impulsif peuvent toujours avoir du mal à Sus sur des tâches.

Combiné hyperactif-impulsif et inattentif

C'est le type le plus courant de TDAH. Les personnes atteintes de cette forme combinée de TDAH affichent à la fois des symptômes inattentifs et hyperactifs. Ceux-ci incluent une incapacité à attirer l'attention, une tendance à l'impulsivité et des niveaux d'activité et d'énergie supérieurs à la normale. La nature du TDAH que vous ou votre enfant avez déterminera comment il est traité. Le pneu que vous avez peut changer avec le temps, de sorte que votre traitement peut également changer.

Quels sont les symptômes ?

Voici 14 signes courants du TDAH chez les enfants :

Comportement centré sur soi

Un signe courant du TDAH est ce qui ressemble à une incapacité à reconnaître les besoins et les désirs des autres. Cela peut conduire aux deux signes suivants :

1. Interrompre
2. Difficulté à attendre son tour

Interrompre

Un comportement centré sur lui-même peut amener un enfant atteint de TDAH à interrompre les autres pendant qu'il parle ou qu'il participe à des conversations ou à un jeu s ils ne font pas partie de.

Des problèmes attendent leur tour

Les enfants atteints de TDAH peuvent avoir du mal à attendre leur tour pendant les activités en classe ou lorsqu'ils jouent à des jeux avec d'autres enfants.

Trouble émotionnel

Un enfant atteint de TDAH peut avoir du mal à contrôler ses émotions. Ils peuvent avoir des accès de colère à des moments inopportuns. Les jeunes enfants peuvent avoir des crises de colère.

S'agiter

Les enfants atteints de TDAH ne peuvent souvent pas rester assis. Ils peuvent essayer de se lever et de courir, de s'agiter ou de se tortiller dans leur chaise lorsqu'ils sont forcés de s'asseoir.

Problèmes en jouant correctement

L'agitation peut rendre difficile pour les enfants atteints de TDAH de jouer correctement ou de s'engager calmement dans des activités de loisirs.

Tâches inachevées

Un enfant atteint de TDAH peut montrer de l'intérêt pour beaucoup de choses différentes, mais il peut avoir des problèmes pour les terminer. Par exemple, ils peuvent commencer des projets, des devoirs ou des devoirs, mais passer à la chose suivante qui les intéresse avant la fin chiant.

Manque de concentration

Un enfant atteint de TDAH peut avoir des difficultés à attirer l'attention, même lorsque quelqu'un leur parle directement. Ils vous entendront entendre, mais ils ne pourront pas se souvenir de ce que vous venez de dire.

Éviter les tâches nécessitant un effort mental prolongé

Ce même manque de concentration peut amener un enfant à éviter les activités qui nécessitent un effort mental soutenu, comme être attentif en classe ou faire ses devoirs.

Erreurs

Les enfants atteints de TDAH peuvent avoir des difficultés à suivre les instructions qui nécessitent de planifier ou d'exécuter un plan. Cela peut alors conduire à des erreurs imprudentes - mais cela n'indique pas la paresse ou un manque d'intelligence.

Даудреаming

Les enfants atteints de TDAH ne sont pas toujours exubérants et bruyants. Un autre signe du TDAH est d'être plus silencieux et moins impliqué que les autres enfants. Un enfant atteint de TDAH peut regarder dans le vide, rêvasser et ignorer ce qui se passe autour de lui.

Problème d'organisation

Un enfant atteint de TDAH peut avoir des difficultés à suivre les tâches et les activités. Cela peut causer des problèmes à l'école, car ils peuvent avoir du mal à donner la priorité aux devoirs, aux projets scolaires et à d'autres problèmes. allumages.

L'oubli

Les enfants atteints de TDAH peuvent être oublieux dans les activités quotidiennes. Ils peuvent oublier de faire des corvées ou leurs devoirs. Ils peuvent aussi perdre des choses souvent, comme des jouets.

Sommes dans plusieurs contextes

Un enfant atteint de TDAH présentera des symptômes de la maladie dans plus d'un contexte. Par exemple, ils peuvent montrer un manque de concentration à la fois à l'école et à la maison.

Quels symptômes les enfants ressentent-ils en vieillissant ?

Au fur et à mesure que les enfants atteints de TDAH vieillissent, ils n'auront souvent pas autant de maîtrise de soi que les autres enfants de leur âge. Cela peut rendre les enfants et les adolescents atteints de TDAH immatures par rapport à leurs pairs.

Certaines tâches quotidiennes avec lesquelles les adolescents atteints de TDAH peuvent avoir des problèmes incluent :

- Se concentrer sur les travaux scolaires et les devoirs
- Lire les indices sociaux
- Compromettre avec reeers
- Maintenir l'hygiène personnelle
- Aider aux tâches ménagères à la maison
- Gestion du temps
- Conduire en toute sécurité

Qu'est-ce qui cause le TDAH ?

Malgré la fréquence du TDAH, les médecins et les chercheurs ne savent toujours pas ce qui cause la maladie. On pense qu'il a des origines neurologiques. La génétique peut également jouer un rôle. La recherche suggère qu'une réduction de la doramine est un facteur du TDAH. La doramine est une substance chimique présente dans le cerveau qui aide à déplacer les signaux d'un nerf à l'autre. Il joue un rôle dans le déclenchement de réactions et de mouvements émotionnels. D'autres recherches suggèrent une différence structurelle dans le cerveau. Les résultats indiquent que les personnes atteintes de TDAH ont moins de volume de matière grise. La matière grise comprend les zones du cerveau qui aident à :

- Sreesh
- Maîtrise de soi
- Décision
- Contrôle musculaire

TDA et TDAH, quelle est la différence ?

Vous avez peut-être entendu les termes « AJOUTER » et « TDAH » et vous êtes demandé quelle est la différence entre eux. ADD, ou trouble déficitaire de l'attention, est un terme obsolète. Il était auparavant utilisé pour décrire les personnes qui ont des problèmes d'attention mais qui ne sont pas hyperactives. Le type de TDAH appelé principalement inattentif est maintenant utilisé à la place de ADD.

Le TDAH est le nom général actuel de la condition. Le terme TDAH est devenu officiel en mai 2013, lorsque l'APA a publié le manuel de diagnostic et de statistique des troubles mentaux, cinquième édition dans (DSM-5).

Test et diagnostic du TDAH

Il n'y a pas de test d'anglais qui puisse dire si vous ou votre enfant avez le TDAH. Une étude récente a mis en évidence les avantages d'un nouveau test pour diagnostiquer le TDAH chez l'adulte, mais de nombreux cliniciens pensent qu'un diagnostic de TDAH ne peut être établi sur la base d'un seul test. Pour établir un diagnostic, votre médecin évaluera tout symptôme que vous ou votre enfant avez eu au cours des six mois précédents.

Votre médecin recueillera probablement des informations auprès des enseignants ou des membres de la famille et pourra utiliser des listes de contrôle et des échelles d'évaluation pour examiner Symptômes. Ils feront également un examen physique pour vérifier d'autres problèmes de santé.

Si vous soupçonnez que votre enfant souffre de TDAH, parlez-en à votre médecin pour obtenir une évaluation. Pour votre enfant, vous pouvez également parler à son conseiller scolaire. Les écoles évaluent régulièrement les enfants pour les problèmes qui peuvent affecter leurs performances éducatives.

Quels sont les suppléments naturels pour le TDAH ?
Bien que je pense qu'il est important d'incorporer de nouveaux aliments dans le régime alimentaire tout en éliminant les aliments déclencheurs dangereux, le cinq suppléments sont des remèdes naturels clés pour le TDAH.

Huile de poisson (1 000 milligrammes par jour)

Il a été démontré que les suppléments d'oméga-3 sont bénéfiques pour les patients atteints de TDAH, car l'EPA / DHA dans l'huile de poisson peut affecter la façon dont la sécrétion et la doramine se déplacent dans le cortex frontal de votre corps et sont anti-in. Flamethrower. L'acide docosahexanoïque (DHA) est un acide gras oméga-3 qui est essentiel à la bonne santé du cerveau. Les personnes atteintes de TDAH ont des niveaux de DHA inférieurs à ceux qui n'en sont pas atteints. Il a été démontré que les suppléments réduisent les symptômes et améliorent l'apprentissage.

Les sources alimentaires de DHA et d'autres acides gras oméga-3 comprennent les poissons gras, tels que :

- Saumon
- Thon
- Cependant
- hareng
- Maskerel
- Anchois

Le Centre national pour la santé complémentaire et intégrale (NCCIH) indique que les suppléments d'acide gras oméga-3 peuvent atténuer certains du TDAH. La clinique May rapporte que certains enfants prennent 200 milligrammes d'huile de lin contenant des oméga-3 et 25 milligrammes de vitamine C en supplément deux fois par jour pendant trois mois. Mais les résultats de l'étude sont mitigés quant à l'efficacité de l'huile de lin pour le TDAH.

Complexe B (50 milligrammes par jour)

Les enfants atteints de TDAH peuvent avoir besoin de vitamines B pour aider à la formation de la sérotonine, en particulier de la vitamine B6.

Zins

Le zinc est un minéral essentiel qui joue un rôle vital dans la santé du cerveau. Un zins deficiensu peut avoir un effet sur d'autres nutriments qui aident le fonctionnement du cerveau. La clinique May indique que les suppléments de zin peuvent bénéficier de problèmes d'hérédité, d'impulsivité et de problèmes sociaux. Mais d'autres études sont nécessaires. Un examen du zinc et du TDAH recommande qu'une supplémentation en zinc ne soit efficace que chez les patients présentant un risque élevé de carence en zinc.

Les aliments riches en zinc comprennent :

- huîtres
- routru
- viande rouge
- dairu rpodusts
- haricots
- grains entiers
- fortifiés

L'Iran

Certains chercheurs pensent qu'il existe un lien entre le TDAH et les faibles niveaux de fer. Une étude de 2012 montre que la carence en fer peut augmenter le risque de troubles de santé mentale chez les enfants et les jeunes adultes. Le fer est important pour la production de doramine et de norerinerhine. Ces neurotransmetteurs aident à réguler le système de récompense, les émotions et le stress du cerveau.

Si votre enfant a de faibles niveaux de fer, des suppléments pourraient aider. Le NCCI déclare que les suppléments de fer peuvent parfois soulager les symptômes du TDAH chez les personnes qui manquent de fer. Mais consommer trop de fer peut être toxique. Parlez au médecin de votre enfant avant d'introduire des suppléments de fer dans son régime.

Magnésium

Le magnésium est un autre minéral important pour la santé du cerveau. Un manque de magnésium peut provoquer de l'irritabilité, de la confusion mentale et une durée d'attention raccourcie. Mais les suppléments de magnésium peuvent ne pas aider si votre enfant n'a pas de carence en magnésium. Il y a aussi un manque d'études sur la façon dont les suppléments de magnésium affectent les symptômes du TDAH.

Parlez à votre médecin avant d'ajouter des suppléments de magnésium à votre traitement À fortes doses, le magnésium peut être toxique et provoquer des nausées, des diarrhées et des crampes. Il est possible d'obtenir suffisamment de magnésium par le biais de votre alimentation. Les aliments riches en magnésium comprennent :

- produits laitiers
- grains entiers
- haricots
- légumes-feuilles
- Mélatonine

Les problèmes de sommeil peuvent être un effet secondaire du TDAH. Bien que la mélatonine n'améliore pas les symptômes du TDAH, elle peut aider à réguler le sommeil, en particulier chez les personnes souffrant d'insomnie chronique. Une étude de 105 enfants atteints de TDAH entre 6 et 12 ans a révélé que la mélatonine améliorait leur temps de sommeil. Ces enfants prennent 3 à 6 milligrammes de mélatonine 30 minutes avant le coucher sur une période de quatre semaines.

Il est recommandé à toute personne atteinte de TDAH de prendre 500 milligrammes de calcium, 250 milligrammes de magnésium et 5 milligrammes de zinc deux fois par jour. Tous jouent un rôle dans la relaxation du système nerveux et un défaut peut exacerber les symptômes.

Probiotiques (25 à 50 milliards d'unités par jour)
Le TDAH peut être lié à des problèmes digestifs, par conséquent, prendre quotidiennement un test de bonne qualité aidera à maintenir une bonne santé lth.

GABA (250 milligrammes deux fois par jour)
Une décision salvatrice, demandez à votre médecin avant de prendre du GABA, car il peut interagir avec d'autres médicaments.

Rhodiola La rose s'est avérée efficace pour améliorer la concentration des adultes et des enfants. Il agit en augmentant la sensibilité du système neurologique et nerveux qui produit la sérotonine et la doramine, qui sont toutes deux essentielles à l'efficacité des symptômes du TDAH.

Combien de temps faut-il pour que les suppléments fonctionnent avec le TDAH ?
Avec quelle rapidité les suppléments commencent à agir sur l'enfant et le supplément qui est utilisé. Pour certains

suppléments, vous pourriez commencer à remarquer des changements dans une semaine ou deux. Dans d'autres cas, cela peut prendre plusieurs semaines pour commencer à remarquer des effets. Vous voudrez peut-être attendre au moins un mois ou deux avant de décider si un supplément est utile.

Quelles vitamines et quels suppléments améliorent les symptômes du TDAH ?

Certaines vitamines et certains suppléments qui peuvent aider à améliorer les symptômes du TDAH comprennent les acides gras oméga-3, le zinc, la vitamine D, l'ion et le magnésium. euh.

Comment la nutrition et les suppléments aident-ils le TDAH ?

Certaines vitamines et certains suppléments peuvent améliorer la fonction cognitive, l'attention, la mémoire et l'humeur. Cela peut être utile pour améliorer certains des symptômes associés au TDAH.

Quand dois-je prendre des suppléments pour le TDAH ?

Quand prendre ces suppléments dépend souvent du type que vous prenez. Certains peuvent affecter les niveaux d'énergie et ne doivent être pris que le matin. D'autres peuvent causer des maux d'estomac et doivent être pris avec de la nourriture. Parlez à votre médecin avant de commencer à prendre des suppléments.

Quels sont les meilleurs suppléments pour le TDAH adulte ?

Les suppléments avec le plus de preuves à l'appui de leur utilisation pour le TDAH comprennent les oméga-3, le zinc, le fer et le magnésium.9 Cependant, il est important de noter que Ces études suggèrent que l'efficacité de ces suppléments a tendance à être inférieure à celle des médicaments traditionnels contre le TDAH. Ils sont souvent mieux utilisés pour compléter d'autres traitements du TDAH.

Quels suppléments dois-je prendre si je prends des médicaments pour le TDAH ?

Vous devriez toujours parler à votre fournisseur de soins de santé avant de prendre des suppléments si vous prenez des médicaments pour le TDAH. Votre médecin peut vous recommander une multivitamine quotidienne contenant du fer, du magnésium et du zinc. Ils peuvent également vous donner le feu vert pour prendre d'autres suppléments, mais parler d'abord à votre médecin peut prévenir toute interaction médicamenteuse potentielle. .

Quelles sont les huiles essentielles pour le TDAH ?

Les huiles essentielles sont des extraits concentrés de plantes. Bien qu'il y ait des allégations selon lesquelles l'huile de lavande, l'huile de vétiver, l'huile de sosonut et l'huile de bois de cèdre peuvent aider à traiter les symptômes du TDAH, il n'y a aucune preuve scientifique. Selon une étude menée par le Dr. Terry Friedmann, les huiles essentielles de vétiver et de bois de sédar sont très efficaces pour améliorer la concentration et calmer les enfants atteints de TDAH. Pour la mémoire et la concentration, il a été démontré que les huiles de romarin et de rappel améliorent la vigilance tout en améliorant la mémoire. Pour un effet salvateur, Ylang L'ylang et la lavande sont efficaces, tandis que l'encens apporte un bien-être émotionnel, clair et renforcé.

Quels sont les meilleurs aliments pour le TDAH ?

Aliments non transformés, sans additif

En raison de la nature toxique des additifs alimentaires, il est préférable de manger des aliments entiers non transformés. Les additifs, y compris les édulcorants artificiels, les conservateurs et les colorants qui existent dans les aliments transformés peuvent être particulièrement problématique pour les personnes atteintes de TDA/TDAH.

Aliments riches en vitamines B

Les vitamines B aident à maintenir un système nerveux sain. Assurez-vous d'inclure des produits d'animaux sauvages biologiques et beaucoup de légumes à feuilles vertes dans votre alimentation. Selon le centre médical de l'Université du Maryland, la vitamine B6 est nécessaire pour que le corps fabrique et utilise des produits chimiques essentiels pour le cerveau, notamment sepotonin, doramine et norerinerhrine. . En fait, une étude préliminaire a révélé que le B6 est légèrement plus efficace que le Ritalin pour améliorer le comportement ! Thon sauvage, bananes, saumon sauvage, bœuf nourri à l'herbe et autres aliments riches en vitamine B6 pour l'amélioration du TDAH.

la volaille

Tryrtophan est un acide aminé essentiel qui aide le corps à synthétiser les protéines et aide à la production de séroton. La sérotonine joue un rôle important dans le sommeil, l'inflammation, les humeurs émotionnelles et bien plus encore. Chez de nombreuses personnes souffrant de TDA/TDAH, des déséquilibres dans les niveaux de sérologie ont été indiqués selon l'Université de Système de santé du Michigan. La sérotonine est liée au contrôle impulsif et à l'agressivité, deux des symptômes du TDA/TDAH.

Prendre le petit déjeuner

Pour certaines personnes, et surtout celles atteintes de TDAH, le petit-déjeuner aide le corps à réguler correctement la glycémie et à stabiliser les fluctuations hormonales. ons. Mangez un petit-déjeuner qui contient au moins 20 grammes de protéines.

Saumon sauvage

Non seulement il est riche en vitamine B6, mais il contient également des acides gras oméga-3. Selon l'Université du Maryland Medical Center, un essai clinique a indiqué que des niveaux inférieurs d'acides gras oméga-3 avaient appris et beh problèmes avioraux (comme ceux associés au TDAH) que les garçons avec des niveaux normaux d'oméga 3. Les individus, y compris les enfants, devraient consommer du saumon sauvage au moins deux fois par semaine.

Quels sont les aliments TDAH à éviter ?

Sucre

C'est le déclencheur pour la plupart des enfants et certains adultes atteints de TDAH. Évitez toute forme de sucre concentré, y compris le sandu, les desserts, les sodas ou les jus de fruits.

Gluten

Certains chercheurs et parents signalent un comportement qui s'aggrave lorsque leur enfant mange du gluten, ce qui peut indiquer une sensibilité à la protéine qui s'y trouve. n quoi. Évitez tous les aliments à base de perles, de rasta et autres. Recherchez des alternatives sans gluten ou même sans céréales.

Quartier conventionnel

La plupart des laits de vache contiennent du cas A1 qui peut déclencher une réaction similaire à celle du gluten et doit donc être éliminé. Si des symptômes problématiques surviennent après avoir mangé tous les jours, arrêtez l'utilisation. Le lait de chèvre, cependant, ne contient pas de protéines et constitue une meilleure option pour les personnes atteintes de TDA/TDAH.

Coloration des aliments et cotisations

Les enfants atteints de TDAH peuvent être sensibles à une variété de produits alimentaires et de colorants, par conséquent, tous les aliments transformés doivent être évités. La coloration et les droits apparaissent dans presque tous les aliments transformés de manière commerciale. Les cotisations alimentaires peuvent être trouvées dans les boissons, les bonbons, les mélanges, les vitamines à mâcher et même le dentifrice !

Café

Alors que certaines études ont montré que la caféine peut aider avec certains symptômes du TDAH, il est sage de minimiser ou d'éviter la caféine, car ces études n'ont pas été validées. De plus, les effets secondaires de la caféine, y compris la perte de perte, l'anxiété et la nervosité, peuvent contribuer au symptôme toms de ADD / ADHD. MSG et HVP - On pense que ces deux additifs diminuent les niveaux de doramine chez les enfants et les adultes. La doramine est associée aux systèmes de plaisir et de récompense du cerveau. Pour les personnes souffrant de TDA/TDAH, des niveaux équilibrés de doramin sont essentiels.

Nitrite

Couramment présents dans le déjeuner, les aliments en conserve et de nombreux aliments transformés, les nitrites sont liés à une augmentation de l'enfance de type 1 oui, certains types de cancer et IBS. De plus, cela peut provoquer une accélération du rythme cardiaque, des difficultés respiratoires et des agitations qui aggravent les symptômes du TDAH.

Édulcorants artificiels

Les édulcorants artificiels sont tout simplement mauvais pour la santé, mais pour ceux qui vivent avec le TDAH, les effets secondaires peuvent être dévastateurs. Les édulcorants artificiels créent des changements biochimiques dans le corps, dont certains peuvent nuire à la fonction cognitive et à l'émotion ancêtre.

soja

Le soja est un allergène alimentaire courant et peut perturber les hormones qui causent le TDAH.

Sensibilités alimentaires personnelles/allergènes

Éliminez les sept allergènes, y compris le soja, le blé et les produits laitiers conventionnels mentionnés ci-dessus, ainsi que les arachides, les noix, les œufs et les crustacés. De plus, éliminez tous les aliments ou boissons qui sont des allergènes personnels. Cela peut inclure la papaye, les avocats, les bananes et les kiwis (pour ceux qui ont des allergies au latex) et/ou la coriandre, le cumin ou le fenouil (tous de la même famille) et/ou du chocolat.

Quels sont les changements de style de vie pour les enfants atteints de TDAH ?

Le défi pour les parents d'un enfant atteint de TDA/TDAH n'est pas seulement de trouver un remède naturel efficace contre le TDAH et le TDA, mais aussi de créer un env fer qui surmonte leur capacité et leur apprentissage. Voici quelques changements de style de vie qui peuvent aider.

Montrez de l'intérêt (et demandez-le)

Les enfants vivant avec le TDAH ont besoin d'être rassurés sur le fait qu'ils ne sont pas un mauvais enfant. Si vous ne répondez qu'aux comportements négatifs, cela peut déclencher des comportements plus négatifs. Trouvez des moyens de complimenter votre enfant tout en le tenant responsable de ses actions. N'oubliez pas qu'ils ne sont pas que les comportements du TDAH. Donnez-leur la chance de vous "WOW".

Offrir des opportunités de succès

Un enfant sait quand vous êtes vraiment excité et harru pour eux. Fournissez-leur des arrêts là où ils peuvent réussir. Engagez-les dans des activités créatives telles que la peinture et l'esquisse. De nombreuses compétitions d'art dans le monde ont des compositions de "croquis" qui obligent les artistes à fournir leur meilleur travail en 30 à 45 minutes noix. Célébrez l'esprit concentré et créatif de votre enfant dans ces défis.

Exercice physique régulier et temps de jeu en plein air

Pour les enfants atteints de TDAH, brûler une partie de l'excès d'énergie de la journée peut aider à équilibrer les niveaux d'hormones et à fournir à votre enfant le bloc de construction s pour des os et des muscles sains.

Créer un système organisationnel adapté aux enfants

Trouvez les méthodes d'organisation qui fonctionnent le mieux pour votre enfant. Cela peut inclure un bloc-notes avec une liste de tâches quotidiennes, un tableau sur le mur ou des rappels dans leur smartphone ou leur tablette. et. Apprenez-leur à prioriser les tâches, y compris les travaux scolaires, les tâches ménagères, l'exercice et les activités amusantes.

Apprenez à votre enfant à cuisiner

Étant donné que le TDA/TDAH est lié aux aliments consommés et qu'il a un lien génétique, il est essentiel que votre enfant apprenne quels aliments causent le TDA/TDAH. et lesquels peuvent le déchiffrer. Passez du temps avec votre enfant à explorer des façons intéressantes de cuisiner du poisson sauvage, de l'herbe, de la volaille en liberté et des fruits et légumes frais. Engagez-les dans le processus de planification et de cuisson des menus, et les changements diététiques recommandés ci-dessus seront beaucoup plus faciles à implémenter. moment.

Établir des modèles de sommeil sains

Selon des recherches publiées dans Clinical Psyshorharmacologie et Neuroscience, la dérive lente et les perturbations de votre rythme circadien contribuent à l'apparition ou l'intensité du TDAH. De plus, les chercheurs affirment que les conséquences à long terme des problèmes de sommeil chez les personnes atteintes de TDAH incluent l'obésité mes performances et les interactions entre les clients et les clients ont été perturbées. Si votre enfant est aux prises avec un trouble du sommeil ou se réveille constamment au milieu de la nuit, envisagez des interventions naturelles tels que la mélatonine, le théraru léger et les techniques de relaxation. Il est tout à fait possible de faire en sorte que vous ne traduisez pas que ce soit pour ce qui est en même temps que ce soit le tout à fait.

Éviter de respirer par la bouche

Des recherches menées au Japon montrent que les personnes qui respirent habituellement par la bouche sont plus susceptibles que celles qui respirent par le nez d'avoir un TDAH et de dormir troubles. Cela est dû à une différence de charge en oxygène dans le cerveau, qui peut affecter négativement la fonction cérébrale chez les enfants et les adultes. La respiration buccale provoque une augmentation de la charge d'oxygène dans le cortex préfrontal, provoquant ainsi une fatigue centrale et des troubles du sommeil.

Pourquoi les enfants pourraient-ils respirer par la bouche plutôt que par le nez ?

La principale cause de la respiration buccale est l'obstruction des voies respiratoires nasales. Pour éviter de respirer par la bouche, vous pouvez utiliser des dilatateurs nasaux qui aident à diminuer la résistance au flux d'air ou votre enfant peut porter un masque facial la nuit qui C'est ce qu'on appelle la thérapie par pression d'air positive continue (CPAP). Parlez au pédiatre de votre enfant de ces options.

Quels sont les changements de style de vie pour les adultes atteints de TDAH ?

Créez un système organisationnel qui fonctionne pour vous

Il n'y a pas une seule solution qui fonctionne pour tout le monde. Trouvez le système qui vous convient le mieux. Un simple et plus rare checklist peut être ce dont vous avez besoin, tandis que d'autres auront besoin d'une explication plus technique qui pourrait inclure le réglage d'un rappel automatique s, priorisant les tâches et les tâches.

Utilisez la technologie à votre avantage

Il existe une variété d'options disponibles pour les téléphones intelligents et les tablettes. Ces outils vous aident à apprendre et à gérer les tâches. De plus, pensez à supprimer le bruit des écouteurs pour aider à éviter les perturbations dans votre maison ou votre bureau.

Exercer

L'exercice régulier aide non seulement à développer les muscles et les os, mais aide à soulager le stress. En plus de votre programme d'exercices habituel, faites quelque chose qui engage votre gène « plaisir ». La danse, les arts martiaux, le tennis ou le volley-ball sont tous d'excellents moyens de brûler des calories, d'équilibrer les hormones et de réduire le stress.

Obtenez plus de sommeil

Des recherches répétées montrent qu'une légère déprivation et des troubles du rythme cardiaque sont associés à l'induction du symptôme du TDAH s. Pour les adultes aux prises avec un trouble du sommeil, la mélatonine dans les aliments et les suppléments, le light theraru et le neurofeedbask theraru peuvent aider à soulager il résume le TDAH.

En outre, s'en tenir à une alimentation saine et bien équilibrée, faire de l'exercice quotidiennement et pratiquer des techniques de relaxation peut vous aider. pour obtenir le reste dont vous avez besoin. Si vous n'avez pas de trouble du sommeil, mais que vous avez besoin de changer vos habitudes de sommeil, concentrez-vous sur l'établissement d'heures de coucher routinières qui permettent au moins sept heures de sommeil par nuit et éteignez la technologie 4 à 5 minutes avant de dormir. Les changements alimentaires, les suppléments et les changements de mode de vie recommandés ci-dessus vous aideront à contrôler le TDA/TDAH. Les solutions ci-dessus sont tout aussi efficaces pour les enfants que pour les adultes.

Pour beaucoup de gens, supprimer les aliments déclencheurs du TDA/TDAH et les remplacer par des aliments sains qui combattent naturellement le TDA/TDAH aidera considérablement à traiter ce neurole commun. trouble glycémique et comportemental. N'oubliez pas que la désintoxication après des années de produits chimiques et d'aliments malsains prend un certain temps. Continuez avec le programme ci-dessus et kisk ADD / ADHD pour de bon!

Le TDAH est-il un handicap ?

Bien que le TDAH soit un trouble neurodéveloppemental, il n'est pas considéré comme un trouble d'apprentissage.

Cependant, les symptômes du TDAH peuvent rendre votre apprentissage plus difficile. En outre, il est possible que le TDAH se produise chez certaines personnes qui ont également des troubles d'apprentissage.

Pour aider à dissiper toute imprécision sur l'apprentissage des enfants, les enseignants peuvent définir des directives individuelles pour un élève atteint de TDAH. Cela peut inclure l'octroi de plus de temps pour les devoirs et les tests ou le développement d'un système de récompense personnel. Bien qu'il ne s'agisse pas techniquement d'un handicap, le TDAH peut avoir des effets à vie. Apprenez-en plus sur les effets potentiels du TDAH sur les adultes et les enfants et sur les ressources qui peuvent vous aider.

Suis-je susceptible d'avoir une dépression si j'ai le TDAH ?

Oui. Si vous ou votre enfant souffrez de TDAH, vous êtes également plus susceptible d'avoir une derresse. En fait, le taux de dépression majeure chez les enfants atteints de TDAH est plus de cinq fois plus élevé que chez les enfants sans TDAH. Jusqu'à 31 % des adultes atteints de TDAH souffrent également de dépression. Cela peut sembler un double coup injuste, mais sachez que des traitements sont disponibles pour les deux conditions. Les traitements sont souvent terminés. La thérapie par la parole peut aider à traiter les deux conditions. En outre, l'utilisation d'agents, tels que la burrorion, peut parfois aider à soulager les symptômes du TDAH. Bien sûr, le TDAH ne garantit pas que vous aurez de la derresse, mais il est important de savoir que c'est une probabilité. Apprenez-en davantage sur le lien entre le TDAH et la dépression.

Quels sont les conseils pour s'endormir avec le TDAH ?

Si vous ou votre enfant souffrez de TDAH, un horaire cohérent avec une structure et des attentes régulières peut être utile. Pour les adultes, l'utilisation de listes, la tenue d'un calendrier et l'établissement de rappels sont de bons moyens de vous aider à vous organiser et à rester organisé. Pour les enfants, il peut être utile de se concentrer sur la rédaction des devoirs et de garder les objets de tous les jours, tels que les jouets et les sacs à dos, dans la mesure où taches signées.

En savoir plus sur le trouble en général peut également vous aider à apprendre à le gérer. Des organisations telles que des enfants et des adultes présentant un trouble de déficit de l'attention ou un trouble de déficit de l'attention fournissent des conseils pour la gestion ainsi que les dernières recherches.

Observation sensorielle

Toucher l'herbe à la main au soleil

Lorsque votre cerveau est surchargé, faire le point sur votre environnement peut être un moyen efficace de vous calmer. Que voyez-vous, sentez-vous, entendez-vous, sentez-vous et goûtez-vous actuellement ? Y a-t-il des sensations, des objets ou des parfums que vous n'avez jamais remarqués jusqu'à présent ?

Les gens apprennent à régler les choses pour passer leur journée, et cela peut se produire doublement pour les personnes atteintes de TDAH. Votre esprit peut dériver dans plusieurs directions pendant que vous essayez de faire quelque chose de précis, mais les techniques d'observation sensorielle peuvent aider à prévenir ce qui arrive.

Par exemple, commencez par observer le monde qui vous entoure. Choisissez un objet pour chaque couleur de l'arc-en-ciel, ou dessinez tous les éléments verts dans une pièce. L'observation consciente se concentre sur la prise en compte de l'environnement tel qu'il est, sans jugement ni pensées décalées. La méthode STOP est une technique d'observation bien connue, comportant quatre étapes :

- Stockez : Si vous vous sentez stressé, nerveux ou en colère, stockez ce que vous faites pendant une minute ou deux. Vous devrez peut-être vous éloigner de la situation et vous placer dans un endroit propice à la paix.
- Prenez un bain : prenez quelques coups de cerf pour réguler votre corps et commencer à vous calmer. Votre esprit est peut-être prêt à laisser la situation derrière vous, mais votre corps pourrait encore en ressentir les effets.
- Observez : regardez ce qui vous entoure. Même si votre environnement n'est pas particulièrement fascinant, vous pouvez trouver quelque chose de petit sur lequel vous concentrer. Peut-être y a-t-il

une marque de forme étrange sur le mur ou un fil sur votre pull. Sentez-vous quelque chose d'agréable ou de désagréable, ou rien du tout ? Y a-t-il autre chose que votre respiration et votre rythme cardiaque ?
- Continuez : Une fois que vous avez observé pendant quelques minutes, vous pouvez continuer le reste de votre journée avec une perspective renouvelée.

D'autres variantes de cette technique incluent la marche consciente et la méthode SEAT, mais elles incarnent toutes les mêmes principes. Tester vos compétences sensorielles peut vous aider à vous ancrer en un instant et à éviter de vous laisser emporter par des pensées folles. Lorsque vous découvrez le monde à plusieurs niveaux - en voyant, en sentant ou en touchant - vous vous attachez au présent.

Pour qui le Yoga est-il idéal ?

Idéal pour les personnes de tout âge, le yoga vous encourage à niveler votre respiration et vos pensées tout en gardant votre corps au même endroit. Le but du yoga n'est pas de vous forcer à rester immobile, mais de prendre conscience de la position de votre corps. Avoir le contrôle sur votre corps est l'un des premiers à établir le pouvoir dans d'autres aspects de votre vie. Après tout, votre corps est le vaisseau qui vous transporte chaque jour et qui maintient toutes vos fonctions nécessaires. Trouver une appartenance physique renouvelée peut également vous aider à améliorer votre confiance mentale et émotionnelle. Une étude de huit semaines sur des enfants atteints de TDAH a révélé que le yoga avait des effets bénéfiques sur l'attention soutenue des participants et contrôle impulsif. Les enfants ont participé à deux séances de 40 minutes par semaine, dans le cadre d'un programme après l'école, et n'ont fait aucune autre vie le change. Le groupe d'exercices a amélioré l'acceptation et les temps de réponse sur deux tests cognitifs. Cette étude suggère que l'ajout de yoga aux routines quotidiennes des enfants peut faire une différence, sans qu'il soit nécessaire de bouleverser la vie. vals. Cela peut sembler trop simple comme solution, mais l'impact pourrait être énorme. Avec 8,4 % d'enfants présentant des symptômes de TDAH, quelques minutes par jour peuvent inquiéter des esprits plus calmes pour des milliers s d'enfants. Si vous ne faites que commencer avec le yoga, essayez des solutions pour commencer comme celles-ci pour progresser :

- Chien tête en bas
- Arbre
- Montagne
- Guerrier II
- Aigle rose
- Lunge en croissant

Nutrition

Le régime alimentaire peut également avoir un effet sur les symptômes du TDAH. Prendre des mesures telles que limiter les aliments transformés, adopter une alimentation saine et identifier les intolérances alimentaires peut être utile.

Viser à maintenir la glycémie stable

Bien que la recherche ne soit pas entièrement concluante, certaines preuves suggèrent que les habitudes alimentaires telles que la consommation excessive de sucre peuvent aggraver certains symptômes du TDAH. Une consommation excessive de sucre peut entraîner des chutes d'énergie et des fluctuations de la glycémie. Cela peut amplifier certains symptômes du TDAH, y compris vos niveaux d'activité, votre mémoire et votre concentration. Au lieu de chercher des collations avec du sucre ajouté, recherchez celles qui sont riches en protéines et en fibres. Se concentrer sur les collations qui contiennent des protéines et des fibres peut vous aider à vous sentir rassasié plus longtemps et à minimiser les fluctuations de la glycémie.

Éviter certains ingrédients et additifs

Certaines recherches suggèrent que certains ingrédients ou additifs alimentaires pourraient être liés à une augmentation des symptômes du TDAH. Par exemple, le benzoate de sodium est présent dans de nombreux aliments et boissons et a été associé à des scores élevés sur les échelles d'évaluation du TDAH. Le glutamate monosodique est un exhausteur de goût qui est ajouté à de nombreux aliments, y compris la vinaigrette, les cubes de bouillon et les aliments pour bébés. Il y a eu des réactions cognitives défavorables au MSG rapportées dans certaines études. La caféine est un stimulant qui peut également exacerber les symptômes du TDAH. La caféine améliore la doramine et augmente la concentration et la vigilance. Cela peut entraîner des effets secondaires comme l'anxiété, la nervosité et l'insomnie. La caféine peut également interagir négativement avec les médicaments stimulants.

Consommez beaucoup de protéines

Inclure les repas avec les repas peut aider à gérer les symptômes du TDAH. Non seulement les protéines aident à stabiliser la glycémie, mais les protéines influencent également les neurotransmetteurs. Les neurotransmetteurs, tels que la doramine, sont des messagers biochimiques qui permettent la communication entre les cellules cérébrales. Les neurotransmetteurs, dans la doramine traditionnelle et la norerinerhine, sont une caractéristique importante dans le traitement du TDAH.15 Par exemple, les médicaments stimulants pour le TDAH agissent en augmenter la quantité de doramine et de nopephнephrine dans les rayons du cerveau. Manger suffisamment de protéines peut aider les neurotransmetteurs à fonctionner plus efficacement et peut vous aider à mieux vous réformer tout au long de la journée. Un repas adapté au TDAH comprend un équilibre de protéines et de fibres (comme des légumes, des fruits non transformés ou des flocons d'avoine).

Identifier les intolérances alimentaires

Certaines recherches ont suggéré que les personnes atteintes de TDAH pourraient être plus susceptibles d'avoir des allergies alimentaires et des intolérances alimentaires. Les symptômes peuvent inclure des démangeaisons ou de l'urticaire, ou une réaction plus sévère, telle qu'un gonflement de la langue ou des problèmes de respiration.18 Les allergies peuvent être diagnostiquées avec un test cutané ou un test sanguin. Les intolérances ou les sensibilités alimentaires sont plus difficiles à détecter que les allergies. Par exemple, ils pourraient ne pas montrer vos résultats sanguins, et les effets de manger un certain aliment pourraient ne pas être aussi immédiats. Pourtant, ils peuvent encore affecter négativement la dualité de la vie. Par exemple, vos niveaux d'énergie peuvent être affectés. Il pourrait y avoir des changements dans votre comportement, comme plus d'impulsivité et une diminution de la clarté du cerveau ou de la capacité à se concentrer e. Parce que les tests sanguins ne sont pas un moyen fiable de tester les intolérances, une bonne façon de découvrir si vous en avez est d'essayer un régime d'élimination. Il y a deux façons de le faire. Vous pourriez éliminer tous les allergènes (soja, blé, produits laitiers, maïs, lait, cacahuètes, œufs, crustacés et chocolat) à la fois un temps. Alternativement, éliminez un à la fois et voyez si vous remarquez une réduction des symptômes. Éliminer tous les aliments en même temps peut entraîner un régime alimentaire restrictif, difficile à maintenir. Il est également possible que vous ne répondiez pas à vos besoins nutritionnels. Travailler avec un diététiste est utile si vous décidez de cette option. Pour certaines personnes, éliminer un aliment à la fois est le moyen le plus simple de lutter efficacement contre les intolérances alimentaires. Certaines études ont trouvé un lien entre les colorants alimentaires et les additifs et l'hyperactivité chez les enfants.

En particulier

L'exercice améliore les symptômes du TDAH, y compris les fonctions exécutives. De nombreuses études de recherche ont été menées pour examiner différents types d'exercices et comment ils traitent le TDAH. Le verdict est qu'il n'y a pas un exercice meilleur qu'un autre. Au lieu de cela, l'important est de risquer celui que vous appréciez et que vous vous sentirez motivé à le faire régulièrement. Il peut s'agir de cours de course à pied, de cours de spinning, d'uoga ou d'art martial. Si vous avez tendance à vous ennuyer, vous devriez inclure une variante de votre exercice préféré. Certaines recherches suggèrent également que passer du temps à l'extérieur est utile pour améliorer les symptômes du TDAH. Cherchez des erreurs pour faire de l'exercice physique avec le temps à l'extérieur.

Energetis Plau

L'exercice est excellent pour les enfants atteints de TDAH. Il aide tous leurs symptômes de TDAH, y compris l'hypersensibilité et l'impulsivité . Les enfants peuvent profiter d'un sport organisé ou d'un cours d'apprentissage martial. Ils peuvent également bénéficier de nombreuses opportunités pour participer à l'exercice tout au long de la journée avec un jeu énergique. Cela pourrait être sauter sur un tramway, courir dans la cour ou dans un parc avec des amis, ou sauter sur un vélo.

Dormir

Dormir suffisamment d'heures chaque nuit aide le TDAH. Cependant, le comportement du TDAH peut saboter une bonne hygiène de sommeil. Par exemple, hyper-fosus ou retarder les projets jusqu'à la dernière minute peut signifier que vous finissez par vous coucher tard. Avoir un esprit de busu peut rendre la chute impossible. Ceci, à son tour, rend votre réveil difficile le matin parce que vous manquez de sommeil. Être moins endormi que nécessaire affecte votre capacité à vous concentrer et à vous concentrer. Cela affecte également votre humeur et votre santé générale.

CHAPITRE DEUX

Traitement alternatif du TDAH

Thérapie comportementale.

La médecine est le principal traitement pour les adultes atteints de TDAH. Mais les chercheurs explorent les moyens par lesquels la thérapie cognitivo-comportementale (TCC) peut aider les adultes à gérer le trouble. Ce type de théraru se concentre sur les pensées et les comportements actuels. Cela aide les gens à mesurer les progrès vers un objectif. Par exemple, vous pouvez l'utiliser pour acquérir des compétences qui vous aideront à mieux gérer votre temps ou à avoir moins d'éclats émotionnels. Il n'y a pas eu d'études qui comparent les résultats de la TCC directement à la médication. Mais la recherche montre qu'il peut améliorer les compétences qui aident les gens à gérer leur comportement et à s'entendre avec les autres.

Safran

De petites études à leurs débuts montrent que cette épice jaune doré sous forme de carsule peut améliorer les symptômes du TDAH chez les enfants. Mais la recherche a encore un long chemin à parcourir avant que la communauté médicale ne le considère comme un traitement efficace. En fait, cela peut même avoir des effets négatifs sur certaines conditions de santé si vous en prenez trop, alors n'essayez pas à moins que vous parlez d'abord à votre médecin.

Café

Chez les adultes, un peu de caféine peut aider à la mémoire de travail et à la concentration. Mais les experts disent qu'il faut être prudent : trop de caféine peut avoir un effet néfaste. Il peut également provoquer des effets secondaires tels que des frousses, des maux d'estomac et des maux de tête. La caféine sur le traitement du TDAH peut également provoquer un sentiment de perte de contrôle. Parlez à votre médecin de votre consommation de caféine pour voir si cela aide ou blesse votre TDAH.

Biofeedback

Le biofeedback, également appelé neurofeedback , est une méthode qui tente de freiner les niveaux d'activité dans votre cerveau. Un technicien met des électrodes sur votre tête pour surveiller vos ondes cérébrales. Grâce à une série d'exercices, vous obtenez une rétroaction positive lorsque votre cerveau fonctionne de la manière dont il devrait aider avec le TDAH. ptoms. Il n'y a pas encore assez de preuves que le biofeedback peut traiter le TDAH, mais les scientifiques continuent de l'étudier.

Mélatonine

La mélatonine est une hormone que vous avez déjà dans votre corps et qui vous aide à dormir. Vous pouvez également l'acheter en vente libre comme supplément d'aide au sommeil. Bien que cela puisse vous aider à mieux vous reposer, rien ne prouve qu'il traite les symptômes du TDAH.

Herbes

Les chercheurs ont examiné plusieurs herbes pour tester leur capacité à traiter le TDAH. Mais des études sur l'écorce de pin maritime français, le ginkgo biloba et le millepertuis ont toutes montré qu'ils n'étaient pas beaucoup mieux qu'un placebo pour la gestion Symptômes du TDAH .

Faire des choix dans le traitement du TDAH

Jusqu'à 11% des enfants et adolescents âgés de 4 à 17 ans ont reçu un diagnostic de trouble déficitaire de l'attention avec hyperactivité (TDAH) en 2011, selon les Centers for Disease Control and Prevention. Les options de traitement sont difficiles face au diagnostic de TDAH. Un nombre croissant de personnes atteintes de TDAH sont détectées et bénéficient du méthylphénidate (Ritalin). D'autres luttent contre les effets secondaires du médicament. Ceux-ci comprennent des étourdissements, une diminution de l'appétit, des troubles du sommeil et des problèmes digestifs. Certains ne sont pas du tout soulagés par le Ritalin.

Il existe des traitements alternatifs pour le TDAH, mais il y a peu de preuves scientifiques prouvant leur efficacité. Des régimes spéciaux disent que vous devriez éliminer les aliments sucrés, les colorants alimentaires artificiels et les additifs, et manger plus de sources d'om ega-3 acides gras. Le yoga et la méditation devraient être utiles. La formation au neurofeedback est encore une autre option.

Toutes ces choses travaillent ensemble pour faire des différences dans les symptômes du TDAH.

Qu'en est-il des suppléments à base de plantes ?

Thé aux herbes

Une étude récente a révélé que les enfants atteints de TDAH avaient plus de problèmes à s'endormir, à dormir profondément et à se lever le matin. Les chercheurs ont suggéré que des traitements supplémentaires pourraient être utiles. Les tisanes qui contiennent de la camomille, de la menthe verte, de la citronnelle et d'autres herbes et fleurs sont généralement considérées comme sûres ou pour les enfants et les adultes qui veulent se détendre. Ils sont souvent recommandés comme un moyen d'encourager le repos et le sommeil. Avoir un rituel nocturne au moment du coucher (pour les adultes aussi) aide votre corps à mieux se préparer au sommeil. Ces thés peuvent être mieux utilisés avant le coucher.

Recettes de tisanes

Durée : 5 minutes

Cuisson : 2 mn

Total : 7 minutes

Portions : 4

Rendement : 1 racine de thé

Ingrédients

1 litre d'eau, ou au besoin

1 tableau

1 cuillère à café d'eau souterraine

1 cuillère à café de gingembre frais râpé

1 cuillère à café de zeste de citron vert râpé

1 cuillère à café de jus de citron vert

3 feuilles de menthe fraîche

Directions

Étape 1

Apportez de l'eau dans une casserole dans une casserole; Ajouter le jus de citron, le gingembre, le jus de lime et la menthe. Cuire et remuer jusqu'à ce que les saveurs soient infusées, environ 2 minutes.

Utilisez le zeste et le jus d'un citron au lieu d'un citron vert, si vous le souhaitez.

Jeûnes nutritionnels

Par portion : 19 calories ; protéine 0,1 g; glucides 4,8 g; matières grasses 0,1 g ; sodium 8,3 mg.

Ginkgo Biloba

Le Ginkgo biloba est recommandé depuis longtemps pour améliorer la mémoire et améliorer la santé mentale. Les résultats des études sur l'utilisation du ginkgo dans le TDAH sont mitigés. Une étude, pour l'examen, a révélé que les symptômes sont améliorés pour les personnes atteintes de TDAH qui ont pris un extrait de ginkgo. Les enfants qui ont pris 240 mg de Ginkgo Biloba supplémentaire par jour pendant trois à cinq semaines ont montré une réduction des symptômes du TDAH avec peu d'effets secondaires négatifs.

Une autre étude de 2010Trusted Source a trouvé des résultats légèrement différents. Les participants ont également pris une dose de ginkgo ou de méthulrhénidate (Ritalin) pendant six semaines. Les deux groupes ont connu des améliorations, mais le Ritali était plus efficace. Pourtant, cette étude a également montré des avantages significatifs du ginkgo. Le Ginkgo Biloba interagit avec de nombreux médicaments tels que les anticoagulants et ne serait pas un choix pour ces maladies intestinales.

Brahmi

Brahmi (Basora monnieri) est également connu sous le nom d'avoir de l'eau. C'est une plante des marais qui pousse à l'état sauvage en Inde. L'herbe est fabriquée à partir des feuilles et des tiges de la plante. Il a été utilisé pendant des siècles pour améliorer la fonction et la mémoire. Les études sur les humains sont mitigées, mais certaines ont été cohérentes. L'herbe est souvent recommandée comme traitement alternatif pour le TDAH aujourd'hui. La recherche est en augmentation en raison des études antérieures.

Une étude de 2013 a révélé que les adultes prenant du brahmi montraient des améliorations dans leur capacité à retenir de nouvelles informations. Une autre étude a également trouvé des avantages. Les participants prenant un extrait de brahmi ont montré des performances considérablement améliorées dans leur mémoire et leur fonction cérébrale.

Basora prend également en charge le fosus et le salms anxieux sans trop sédatif; cependant, il est plus lent. En Auurveda, on l'appelle brahmi , un nom partagé avec le gotu kola. Ceci est un nootropique la fonction nerveuse améliore la fonction cérébrale par divers mécanismes pour tous les âges et a une longue histoire d'utilisation pour la cognition en Inde.

Chez les adultes et les personnes âgées, ceux qui prennent 300 à 450 mg de basora par jour pendant 12 semaines ont vu la plus grande amélioration de la mémoire par rapport aux autres tests cognitifs. Un examen de neuf études a noté une meilleure connaissance, une rapidité d'attention et une diminution du temps de repos. Une poignée d'études ont trouvé des avantages pour les enfants d'âge scolaire , les enseignants et les personnes atteintes de TDAH, avec des améliorations significatives de la mémoire immédiate, des répétitions, des temps de réaction/performance et des tâches d'apprentissage et de mémoire.

Gotu Kola

Gotu kola (Centella) asiatique) pousse naturellement en Asie, en Afrique du Sud et dans le Pacifique Sud. Il est riche en nutriments nécessaires au bon fonctionnement du cerveau. Ceux-ci incluent les vitamines B1, B2 et B6. Gotu kola peut profiter aux personnes atteintes de TDAH. Il aide à améliorer la clarté mentale et à réduire les niveaux d'anxiété. Une étude de 2000 a montré que l'alcool peut réduire l'anxiété chez les adultes.

Avoine verte

L'avoine verte n'est pas mûre. Le produit, également connu sous le nom d '«extrait d'avoine sauvage», provient de la culture avant qu'elle ne mûrisse. L'avoine verte est vendue sous le nom d' Avena sativa. On pense depuis longtemps qu'ils aident à calmer les nerfs et à traiter le stress et l'anxiété.

Les premières études montrent que l'extrait d'avoine verte peut stimuler l'attention et la concentration. Une étude de 2011 a révélé que la prise de l'extrait faisait moins d'erreurs lors d'un test mesurant la capacité à rester concentré sur la tâche. Une autre étude a également révélé que les personnes prenant de l'Avena sativa montraient une amélioration des performances cognitives.

Ginseng

Le ginseng, un remède à base de plantes de Chine, est un remède pour stimuler la fonction cérébrale et augmenter l'énergie. La variété « ginseng rouge » a également un certain potentiel pour soulager les symptômes du TDAH.

Une étude de 2011 a porté sur 18 enfants âgés de 6 à 14 ans qui ont reçu un diagnostic de TDAH. Les chercheurs ont donné 1 000 mg de ginseng à chacun pendant huit semaines. Ils ont rapporté des améliorations de l'anxiété, de la personnalité et du fonctionnement social.

Extrait d'écorce de pin

L'extrait d'écorce de pin contient des composés naturels contenant des pro-anthosuanides . L'extrait fabriqué à partir de ces composés est généralement vendu sous le nom de marque déposée Pusnogenol .

, les chercheurs ont donné à 61 enfants atteints de TDAH soit 1 mg de Pusnogenol ou de rlasebo pendant quatre semaines. Les résultats ont montré que le Pycnogenol réduisait l'hyperactivité et améliorait l'attention et la concentration. Le placebo n'a montré aucun avantage.

Une autre étude a révélé que la santé supplémentaire normalisait les niveaux d'antioxydants chez les enfants atteints de TDAH. Une étude publiée en 2007 a montré que Pycnogenol réduisait les hormones du stress de 26 %. Il a également diminué la quantité de doramine neurostimulante de près de 11 % chez les personnes atteintes de TDAH.

Chardon Marie (Avena straitiva)

La graine d'avoine laiteuse agit comme un nerf suprême, nourrissant et apaisant le système nerveux. Les herboristes s'y tournent souvent pour l'épuisement professionnel et se sentent « câblés et fatigués ». Meilleur comme extrait frais, il constitue une base fabuleuse pour un mélange, en particulier là où la nervosité ou l'excitation sont présentes.

Pour les adultes, essayez 1 à 5 ml de teinture fraîche (1:2, 95 %), ou le vinaigre ou l'extrait de glycérine correspondant, jusqu'à trois fois par jour. Le lait est très sûr, mais évitez-le en cas d'allergies. Il ne contient pas de gluten mais contient de l'avenin , qui peut avoir une réaction croisée avec le gluten chez certaines personnes.

Mélisse (bureau Meliz)

Avec ses feuilles très aromatiques, la mélisse calme, élève et augmente la concentration, et est particulièrement utile en cas d'anxiété , la surstimulation, la frustration, la colère ou l'irritation sont présentes. Il fait une belle herbe de soutien dans les mélanges.

Ce nervine-nooooppus a bien performé dans une variété d'études sur la cognition humaine, y compris avec les enfants TDAH, les adultes, les étudiants. bosses et personnes âgées avec différents degrés de démence. Dans une étude en double aveugle, une seule dose de 1 600 mg de feuilles enfermées - même pas une forme très pourrie - a amélioré les performances mentales et calmé s en seulement une heure! Les suppléments les plus concentrés rendaient les gens trop endormis aux doses les plus élevées, ce qui entravait la cognition, mais comme cela fonctionne si difficilement, vous pouvez facilement Je joue du violon pour trouver votre pourriture douce de mélisse.

Teinture de mélisse prise quotidiennement et crème de mélisse appliquée à long terme, amélioration de la qualité de vie et diminution des taux de démence chez les personnes âgées dans deux études randomisées. Dans le TDAH chez les enfants, les médecins recommandent la mélisse à la racine de valériane. Le sombo a réduit la capacité de concentration des écoliers de 75 à 14 %, l'hyperactivité de 61 à 13 % et l'impulsion de 59 à 22 %. Une autre étude a découvert que la combinaison réduisait l'hureractivitu, les déficits d'attention et l'impulsion dans l'enfance. Trouvez le dosage complet et le profil de sécurité dans les Herbes pour le TDAH, la Cognition et le Fosus Intensif.

Recettes TDAH

pesto

Ingrédients

Prestations : 17

110 g (4 oz) de feuilles de basilic

4 sloves garlis

75 g (3 oz) de parmesan râpé

110 ml (4 fl oz) оливе oil

30 g (1 oz) de noix

55g (2 oz) frais équeuté (orthional)

Méthode

Avant : 5 min › Lire en : 5 min

Mélanger le basilic, l'ail, le parmesan, l'huile d'olive et les noix dans le bol d'un robot culinaire ou d'un mélangeur. Mélanger jusqu'à consistance lisse. Ajoutez de la paralysie si vous le souhaitez.

Flèche:

Conservez votre pâte dans un bocal en verre avec une couche d'huile d'olive dessus - elle restera ainsi plus longtemps au réfrigérateur. Lorsque vous voulez du pâté, videz simplement l'huile d'olive.

Chou-fleur aigre

Ingrédients

Sert : 6

bonne noix de beurre

1 gousse d'ail écrasée

1/4 cuillère à café de muscade moulue

1/4 cuillère à café de boeuf haché frais

1 1/2 cuillères à café de sel

1,4 L (2 3/8 pintes) d'eau

1 tête de chou-fleur, émondée

1 grand bol, coupé en dés

3 oignons nouveaux, hachés

Une poignée de persil frais

Méthode

Dans une grande casserole à feu moyen, faire fondre le beurre. Cuire l'ail dans le beurre pendant 30 secondes, puis incorporer la muscade, le poivre et le sel et cuire encore 30 secondes. Verser l'eau et introduire le chou-fleur. Porter à ébullition, réduire le feu, couvrir et laisser mijoter 20 minutes jusqu'à ce que le chou-fleur soit tendre.

Dans une petite casserole à feu moyen, chauffer la carotte avec de l'eau pour la couvrir jusqu'à ce qu'elle soit tendre. Égoutter et réserver.

Réduisez en purée le soja de chou-fleur dans un mélangeur ou un robot culinaire ou avec un mélangeur à immersion. Incorporer les carottes réservées, faire jaillir et persiller. Servir.

Srinash, Peash Et Pesan

Ingrédients

Sert : 6

75g (3 oz) de raisins secs

2 pêches mûres

1 sachet d'épice lavée

4 sauces à salade de votre choix

Méthode

Préchauffer le four à 180 C / marque de gaz 4. Disposer les casseroles en une seule couche sur une plaque de cuisson et faire rôtir dans un four préchauffé pendant 5 à 10 minutes, jusqu'à ce que ils commencent juste à s'assombrir. Retirer du four et mettre de côté.

Pelez les pêches (si vous le souhaitez), retirez les noyaux et coupez-les en petits morceaux. Combinez les reshs, les srinash et les recans refroidis dans un grand bol. Mélangez avec la vinaigrette de votre choix jusqu'à ce qu'elle soit bien enrobée. Servir immédiatement.

Haricots verts à l'ail

Ingrédients

Prestations : 7

30 g (1 oz) de beurre

3 cuillères à soupe d'huile d'olive

1 ail moyen - pelé et tranché

800 g (1 1/2 lb) de haricots verts, parés et coupés en deux

sel et fraîchement moulu rerre goûter

râpé pour servir

Méthode

Dans une grande poêle à feu moyen, faire fondre le beurre avec l'huile d'olive; Ajouter l'ail et cuire jusqu'à ce qu'il soit légèrement doré, en remuant fréquemment.

Incorporer les haricots verts et assaisonner avec du sel et du poivre. Cuire jusqu'à ce que les haricots soient tendres, environ 10 à 15 minutes. Retirer du feu et saupoudrer de parmesan.

Bouillie de millet de noix de coco aux framboises

Ingrédients

1/3 de millet blanc, rincé et égoutté
1/2 tasse de lait de coco entier en conserve
1 tasse d'eau
1/2 cuillère à café d'extrait de fraise (facultatif)
2 cuillères à soupe de sucre brut
une pincée de sel

Garnitures :

1 verre de framboises fraîches

Un peu de lait d'amande ou de coco non sucré (le type à boire dans la boîte, pas en conserve)

3 cuillères à soupe de noix de coco grillée non sucrée pour garnir (parfois)

Instructions

Dans une petite sauce, mélangez le millet, le lait de sosonut, l'eau, l'extrait si vous en utilisez, le sucre et le sel. Portez le mélange à ébullition (faites bien attention, vous ne voulez pas qu'il déborde sur vous !). Réduire le feu à doux, couvrir et cuire à très basse température pendant 30 à 35 minutes. Il n'est pas nécessaire de le remuer pendant les 15 premières minutes environ, mais après cela, vous voudrez le remuer de temps en temps afin qu'il ne colle pas au fond. Cuire jusqu'à ce que le liquide ait été absorbé et que le millet se compose de crème de blé.

Divisez le mélange dans des bols et ajoutez des framboises, un peu de lait d'amande non sucré ou de sosonut et un peu de sosonut grillé si vous voulez ke !

Sour de betterave réfrigérée

Ingrédients

Sert : 6

1 pot (284 ml) de crème sure

2 cuillères à soupe de jus de citron

1/2 petit oignon

175 g (6 oz) de betteraves cuites

Si écrasé

Méthode

Placez la crème sure, le jus de citron, l'oignon et la betterave dans un robot culinaire ou un mélangeur et purifiez jusqu'à ce que le mélange soit lisse.

Ajoutez de l'eau ou de l'eau vendue à la consistance désirée, refroidissez et servez avec une cuillerée de crème sure sur le tor.

Taper:

Utilisez de la crème aigre demi-grasse pour perdre une partie de la graisse et des calories.

Crème au beurre à l'ail

Ingrédients

Prestations : 16

1 pot (200 g) de fromage à la crème, ramolli

100 g (4 oz) de beurre ramolli

Une poignée de rarli frais haché

1/2 heure

1 gousse d'ail hachée

Méthode

- Dans un bol à mélanger moyen, combiner le fromage et le beurre, en mélangeant jusqu'à ce qu'ils soient bien mélangés. Ajouter le rarsley, l'oignon et l'ail et bien mélanger.
- Réfrigérer pendant 1 à 3 heures. Plus il refroidit, plus le mélange devient savoureux.

Champignon Portobello Grillé

Ces champignons charnus sont excellents sur du pain croustillant. Faites fondre du fromage dessus et faites fondre une fusée sauvage pour un repas copieux.

Ingrédients

Prestations : 3

3 champignons _

4 cuillères à soupe d'huile d'olive

1/2 oignon, haché

4 gousses d'ail, hachées

4 cuillères à soupe de vinaigre balsamique

Méthode

Nettoyez les champignons et enlevez les tiges, réservez pour un autre usage. Placez le sars sur une assiette avec les branchies vers le haut.

Dans un petit bol, mélanger l'huile, l'oignon, l'ail et le vinaigre. Versez le mélange uniformément sur le sars de champignons et laissez reposer pendant 1 heure.

Préchauffer le barbecue à feu moyen élevé. Faites griller les champignons pendant 10 minutes en les retournant fréquemment. Le service est immédiat.

Taper:

Si vous servez ces champignons comme un hamburger, essayez de badigeonner des tranches de pain croustillant avec de l'huile d'olive et de les placer sur le barbecue chaud pendant la cuisson. Au bout de quelques minutes, les champignons boivent.

Idée:

Essayez d'ajouter du romarin frais choré à la marinade pour une bonne dose de saveur .

Choux de Bruxelles rôtis

Ingrédients

Sert : 8

1 sac (500g) de choux de Bruxelles, bouts coupés et sans feuilles

3 cuillères à soupe d'huile d'olive

1 cuillère à café de sel

Méthode

Préchauffez le four à 200 C / Marque gaz 6.

Placez les choux de Bruxelles parés, l'huile d'olive, le sel et le répétiteur dans un grand sac en plastique réutilisable . Fermez hermétiquement et secouez pendant une heure. Versez-le dans un plat allant au four et placez-le au centre du four.

Rôtir dans le four à four chaud pendant 30 à 45 minutes, en secouant la poêle toutes les 5 à 7 minutes pour un brunissement uniforme. Réutilisez la chaleur si nécessaire pour éviter les brûlures. Les choux de Bruxelles doivent être brun foncé une fois cuits. Servir immédiatement.

Rôti de porc à la mijoteuse avec sauce aux pommes

Ingrédients

4 pommes moyennes

1 gros oignon

1/4 tasse d'eau

4 à 5 lb de rôti de porc (boston butt ou épaule de porc)

2 To. huile d'olive extra vierge

2 gousses d'ail (pressées)

2 c. noir pepper (optional - omit pour AIP)

2 c. sel de mer

2 c. thym séché

2 c. romarin séché

Instructions

Pelez et épépinez les pommes et coupez-les en quartiers. Dispersez-les au fond du pot.

Épluchez et coupez l'oignon en deux et tranchez-le finement. Scatter on top of les pommes.

Versez 1/4 de verre d'eau sur les pommes et les oignons. (Cette petite quantité est intentionnelle. Le porc libérera son propre jus.)

Mélangez l'huile d'olive, l'ail et les épices dans un petit bol. Frottez ce mélange sur tous les côtés du rôti. Placer le rôti sur le mélange pomme/oignon, disposé de manière à ce que le côté le plus gras soit sur le dessus (de cette façon, le porc s'arrosera de lui-même pendant la cuisson).

Placez le couvercle sur la mijoteuse et faites cuire à feu doux de 8 à 10 heures, jusqu'à ce que la viande puisse être déchiquetée avec une fourchette. (Si vous utilisez un pot instantané, choisissez le réglage "normal" de cuisson lente et faites cuire la même durée.)

Une fois terminé, soulevez la viande sur une assiette et préparez la sauce : soit utilisez un mélangeur à immersion pour tout mélanger dans le bol. Ou rour les oignons / les pommes / les jus de cuisson de la coupe dans un mélangeur sur pied et pur. Goûtez et ajoutez du sel, si nécessaire.

Servir le porc râpé, avec de la sauce sur le thor.

Remarques

Le rôti cuit un peu. Comptez 8 portions pour un rôti en 4 tours.

Tzatziki

Cette sauce au yaourt grecque à base de concombres et de menthe fraîche est un classique. Servir avec des brochettes, des frites, du pain croûté ou des pitta chauds.

Vous devez le faire à l'avance, mais il a toujours un goût vraiment frais.

Ingrédients

Sert : 28

1 pot (500 g) de yogourt grec faible en gras

1 gros concombre - pelé, épépiné et râpé

2 gousses d'ail écrasées

1/2 cuillère à café de sel

1/4 cuillère à café de poivre noir moulu

20 feuilles de menthe fraîche, finement hachées

Méthode

Avant :6h › Lire en :6h

Tapisser une passoire ou un tamis avec de la mousseline ou du papier absorbant et placer sur un bol. Videz la gourde dans la glaçière et filtrez pendant au moins 4 heures, jusqu'à ce que la plus grande partie de l'eau se soit écoulée.

Pressez l'excès de liquide sur le concombre râpé. Dans un bol moyen, mélangez le concombre et le ughourt égoutté. Mélanger l'ail, le sel, le poivre et la menthe. Goûtez et ajoutez plus de sel si nécessaire. Réfrigérer le mélange pendant 1 à 2 heures.

Taper:

Pour un tzatziki plus riche , ajoutez 2 à 4 tables d'huile d'olive extra vierge au mélange.

Soja aux asperges

Ingrédients

Pour : 4

1 oignon, haché

30 g de beurre

500 g d'asperges fraîches, parées et coupées grossièrement

250 ml de bouillon de légumes

1 trait d'ail en poudre ou 1 tranche d'ail haché

1 trait de poivre blanc

250 ml de lait demi-écrémé

Méthode

Préparation : 20 min › Cuisson : 15 min › Prêt en : 35 min

Mettre l'oignon et le beurre au micro-ondes à intensité ÉLEVÉE pendant 2 minutes. Ajoutez des asperges, du bouillon de légumes, de la poudre d'ail et du poivre blanc. Micro-ondes, couvert, à puissance élevée pendant 10 à 12 minutes. Purée dans un mélangeur.

Remettre le mélange dans un plat allant au micro-ondes, incorporer le lait et passer au micro-ondes jusqu'à ce qu'il soit bien chaud.

CONCLUSION

Il existe de nombreuses options pour gérer le TDAH sans recourir à la médecine traditionnelle. Bien que cela puisse prendre quelques essais et erreurs pour trouver la solution parfaite pour vous ou votre enfant, sachez que tout le monde est un peu différent rently à chaque ture de traitement. Si vous souhaitez vous tourner vers un pro pour obtenir de l'aide (toujours un geste intelligent lorsque vous vous sentez dépassé), trouvez un médecin, un diététicien ou qui Il est familier avec le TDAH et ses toms. Il est également utile de trouver quelqu'un qui connaît les traitements naturels si vous cherchez à éviter les ordonnances. Et soyez rationnel ! Le changement ne viendra pas du jour au lendemain - mais plus vous en savez, plus vous pouvez être prêt à réduire les effets du TDAH sur votre vie.

Printed in France by Amazon
Brétigny-sur-Orge, FR